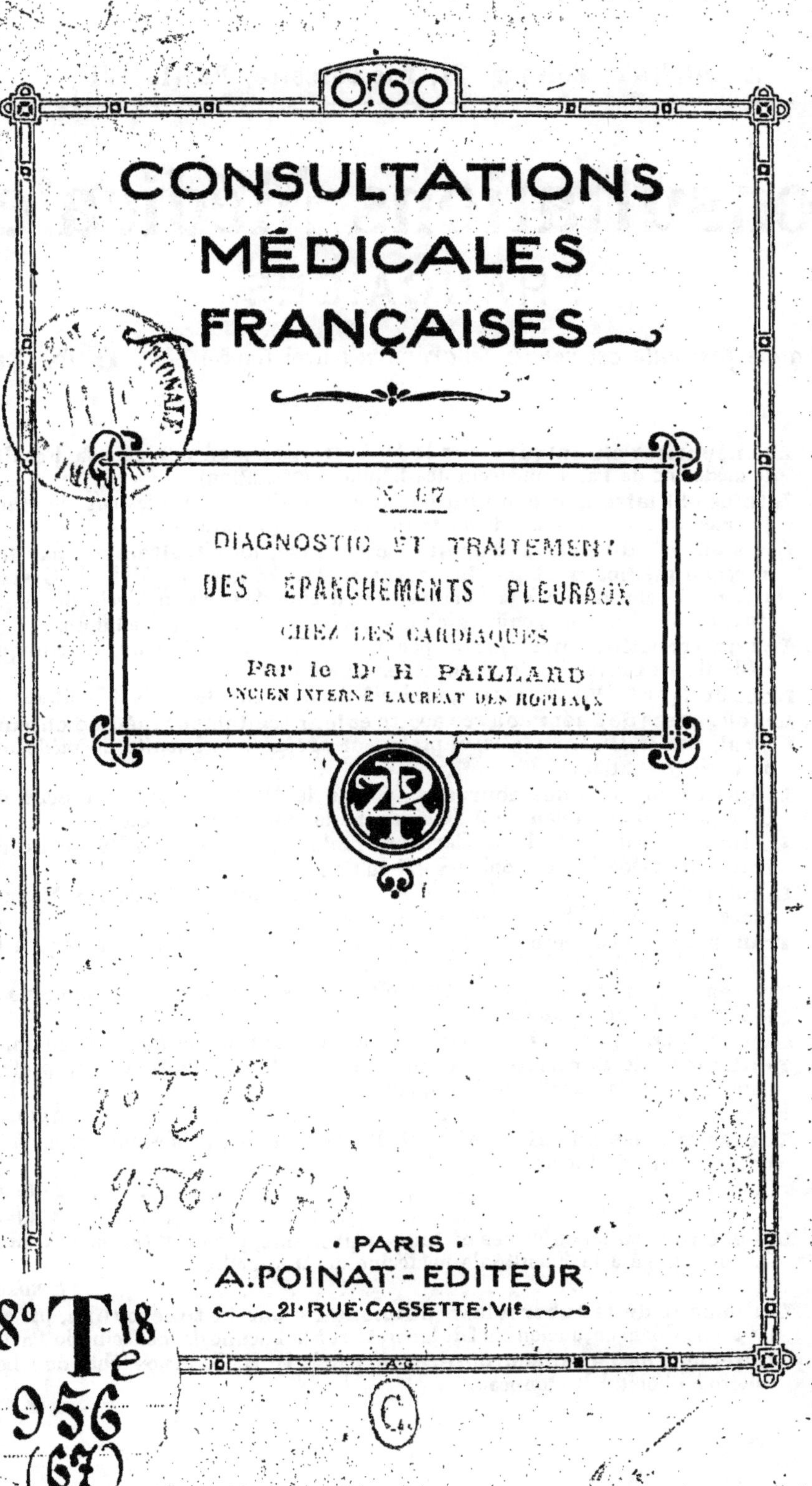

0 fr 60

CONSULTATIONS MÉDICALES FRANÇAISES

N° 67

DIAGNOSTIC ET TRAITEMENT DES ÉPANCHEMENTS PLEURAUX CHEZ LES CARDIAQUES

Par le Dr H. PAILLARD
ANCIEN INTERNE LAURÉAT DES HÔPITAUX

• PARIS •
A. POINAT - EDITEUR
21 · RUE · CASSETTE · VIe

A. POINAT, Éditeur, 21, rue Cassette, PARIS (VIe).

Consultations Médicales

FRANÇAISES

Chaque fascicule est vendu séparément (envoi franco) . . **0 fr. 60**

1. **Les néphrites chroniques**, par le Dr Castaigne, prof. agrégé à la Faculté de médecine de Paris, médecin des hôpitaux (2e édition).
2. **Lithiase biliaire non compliquée**, par le Dr Gi[illegible]t, professeur de clinique médicale à la Faculté de médecine de Paris (2e édition).
3. **Les sténoses du pylore d'origine ulcéreuse, leur traitement par les moyens médicaux et par la gastro-entérostomie**, par MM. J. Castaigne, professeur agrégé à la Faculté de médecine de Paris, médecin des hôpitaux, et Ch. Dujarier, chirurgien des hôpitaux de Paris (2e édition).
4. **Les gastropathies nerveuses**, par le Dr Grasset, professeur de clinique médicale à l'Université de Montpellier (2e édition).
5. **L'obésité**, par le Dr Lereboullet, médecin des hôpitaux de Paris (2e édition).
6. **Les cirrhoses de Laënnec avec ascite et leur traitement médico-chirurgical**, par le Dr J. Castaigne, professeur agrégé à la Faculté de médecine de Paris (2e édition).
7. **La gastro-entérite des nourrissons**, par le Dr Moussous, professeur de Clinique médicale infantile à l'Université de Bordeaux (2e édition).
8. **La tiquose**, par le Dr René Cruchet, professeur agrégé à l'Université de Bordeaux, médecin des hôpitaux (2e édition).
9. **L'épilepsie commune** (*épilepsie dite essentielle*), par le Dr Lucien Mayet, chargé de cours à l'Université de Lyon (2e édition).
10. **Traitement du diabète sucré**, par le Dr Rathery, professeur agrégé à la Faculté de médecine de Paris (2e édition).
11. **Traitement du tabes**, par le Dr Paul Sainton, ancien chef de clinique à la Faculté de médecine de Paris.
12. **L'avortement**, par le Dr Rudaux, accoucheur des hôp. de Paris (2e édition).
13. **Traitement de l'urétrite chronique**, par le Dr Émile Jeanbrau, professeur agrégé à la Faculté de Montpellier.
14. . . . . *Épuisé.*
15. **Traitement des anémies**, par le Dr Maurice Perrin, professeur agrégé à la Faculté de médecine de Nancy.
16. . . . . *Épuisé.*
17. . . . . *Épuisé.*
18. **Les adénites tuberculeuses et leur traitement**, par le Dr Soubeyran, professeur agrégé à la Faculté de médecine de Montpellier.
19. . . . . *Épuisé.*
20. **Traitement de la tuberculose pulmonaire par la tuberculine**, par le Dr F.-X. Gouraud, ancien chef de laboratoire à la Faculté de médecine de Paris.
21. **Traitement de l'angine diphtérique**, par le Dr L.-G. Simon, chef de laboratoire à l'hôpital Bretonneau.

CONSULTATIONS MÉDICALES FRANÇAISES
FASCICULE LXVII

DIAGNOSTIC ET TRAITEMENT DES ÉPANCHEMENTS PLEURAUX CHEZ LES CARDIAQUES

Par le Dr H. PAILLARD,
Ancien interne lauréat des hôpitaux.

Il est particulièrement utile au médecin de bien connaître les diverses modalités sous lesquelles se présentent les épanchements pleuraux chez les cardiopathes pour les deux raisons suivantes :

1° Ces épanchements risquent très fréquemment d'être méconnus s'ils ne sont pas systématiquement et minutieusement recherchés ;

2° Des différentes complications des cardiopathies au niveau des voies respiratoires, les épanchements pleuraux sont ceux qui sont le plus directement accessibles à la thérapeutique : une ponction évacuatrice est susceptible, en effet, de les supprimer au moins momentanément, alors qu'on a bien peu d'action sur la stase passive ou sur les embolies et leurs complications.

Bien entendu, nous éliminons du cadre de cette revue, les épanchements pleuraux qui surviennent, par exemple, chez un sujet atteint de rhumatisme articulaire aigu et qui présente à la fois un épanchement péricardique et pleural ou chez un tuberculeux qui fait une double localisation du même ordre. Nous laisserons de côté également les cas dans lesquels un cardiaque dont la lésion est bien compensée présente, à titre d'incident et sans qu'il y ait aucun rapport avec sa cardiopathie, une pleurésie a frigore, tuberculeuse ou non. Nous comprendrons seulement les épanchements qui, directement ou indirectement, sont provoqués par la lésion cardiaque elle-même.

Ces épanchements peuvent se manifester en clinique sous des aspects très divers que nous ramènerons à trois principaux :

1° Dans certains cas, l'épanchement pleural fait partie d'un grand syndrome hydropique ; il s'agit d'un hydrothorax, bilatéral le plus souvent, mais pouvant prédominer d'un côté ;

2° Dans une seconde série de faits, l'épanchement est consécutif à une embolie pulmonaire corticale qui est évidente ou dont on retrouve au moins la trace ;

3° Enfin, il y a lieu d'individualiser à part certaines variétés d'épanchement dont la plus fréquente est celle décrite par Huchard et par Rénon sous le nom de pleurésie droite latente sus-diaphragmatique.

I. — L'HYDROTHORAX CHEZ LES ASYSTOLIQUES EN ÉTAT D'ANASARQUE

L'extension à la plèvre du processus hydropique est parfois marquée par une augmentation de la dyspnée, mais tant de causes peuvent intervenir pour la réalisation de ce symptôme qu'il n'y a pas lieu d'insister à cet égard ; en tout cas, pas de douleur pariétale, pas de signes traduisant une irritation pleurale quelconque.

Il appartient à l'examen objectif de résoudre successivement une série de questions.

1° Pendant un certain temps, on constate une obscurité respiratoire à la base du thorax; est-ce seulement de la stase passive ou y a-t-il déjà un épanchement? — La submatité ou même la matité franche sur une hauteur de plusieurs travers de doigt, la diminution ou l'abolition des vibrations vocales ne laissent aucun doute sur l'existence de phénomènes de stase ; si l'on perçoit à l'auscultation, des râles sous-crépitants, il est vraisemblable que l'épanchement est minime ou absent; si ces râles font défaut, on les recherchera en demandant au malade de tousser, puis de faire une grande inspiration ; celle-ci est souvent nécessaire, en effet, pour aérer les alvéoles de la base entretenues par la stase et par la paresse diaphragmatique dans un état d'inactivité relative. La recherche de l'égophonie et de la pectoriloquie aphone ne donnent pas, en général, de renseignements décisifs car ces signes sont souvent absents et, d'ailleurs, ils peuvent être perçus sans qu'il y ait d'épanchement pleural. On utilisera, au contraire, avec profit, la manœuvre d'Avenbrugger sur laquelle est revenu récemment M. Hirtz : on percute le malade en état d'expiration, puis on lui demande de faire une forte expiration et de garder l'air dans sa poitrine ; on percute alors à nouveau : s'il y a épanchement pleural, la matité demeure entièrement, s'il s'agit seulement de congestion de la base, la matité est moins accentuée, car la pénétration de l'air dans le poumon en a diminué la densité.

Certes, il appartiendra souvent à la ponction exploratrice de trancher en dernier ressort, mais l'en-

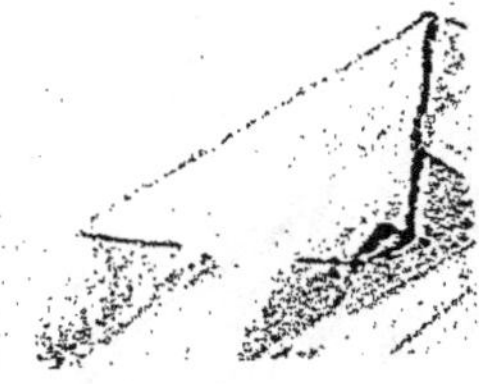

semble des signes précédents doit suffire, en général, pour permettre de savoir s'il y a ou non du liquide. Et il ne s'agit pas là seulement d'un diagnostic de nuances car la constatation, dans la plèvre d'un cardiaque, même d'une petite quantité de liquide, doit inviter à une surveillance toute spéciale, l'épanchement étant susceptible de subir une augmentation relativement rapide et de nécessiter dès lors une évacuation thérapeutique.

2° L'épanchement étant devenu évident, est-il possible d'en apprécier la quantité? — Tous les auteurs s'accordent pour reconnaître la difficulté d'une évaluation assez précise : la limite supérieure de la matité demeure le signe le plus fidèle, mais la condensation du tissu pulmonaire sous-jacent intervient, contribue à étendre la matité d'autant que le poumon se laisse peu comprimer et que, dès lors, le liquide a tendance à monter assez rapidement. Souvent on croira à un épanchement assez volumineux alors que la ponction ne retire qu'un demi-litre ou trois quarts de litre de liquide, mais il ne faudrait pas croire qu'il en est toujours ainsi et la ponction doit être la règle sitôt qu'on suppose l'épanchement un peu volumineux. Il est bien certain qu'on ne peut guère tenir compte du refoulement des organes puisque le cœur est dilaté du fait de l'asystolie et que le choc de la pointe est souvent difficile à percevoir du fait de la mollesse des contractions cardiaques et souvent aussi du fait de la tachyarythmie ; le foie est volumineux parce que siège d'une congestion passive intense, et il est bien malaisé de dire s'il est ou non refoulé.

3° L'épanchement est-il bilatéral? — Il l'est, en règle générale, chez les malades en état d'anasarque, mais très souvent il est inégalement abondant d'un côté à l'autre ; alors que du côté droit, par exemple, on constate un épanchement remontant jusqu'à la pointe de l'omoplate, du côté gauche il n'existe qu'une lame de liquide et parfois même, la ponction est nécessaire pour la mettre en évidence ; c'est du côté droit, en effet, que le liquide prédomine presque toujours mais les conditions inverses peuvent être réalisées.

4° S'agit-il d'un transsudat purement mécanique ou y a-t-il une réaction inflammatoire concomitante ? — L'examen du liquide pleural donne, à cet égard, des renseignements importants ; s'il s'agit d'un simple transsudat mécanique (donc d'un hydrothorax à proprement parler), la fibrine est en proportion très faible dans l'épanchement et l'examen cytologique montre surtout des cellules endothéliales isolées ou en placards ; si au processus transsudatif s'associe une inflammation de la plèvre, la quantité de fibrine augmente et une réaction leucocytaire (poly ou mononucléaire) vient en attester l'existence.

La réaction de Rivalta préconisée, en France, par Picot et Lautier (de Bordeaux), plus récemment par Pr. Merklen, Regnard et Bonvalet[1], semble être un procédé réellement utile. Elle doit être pratiquée de la façon suivante : verser dans un verre à expérience 50 centimètres cubes environ d'eau distillée, l'aciduler avec une solution aqueuse à 1/2 d'acide acétique et enfin laisser tomber le plus près possible de la surface du liquide une goutte de l'épanchement à étudier. Si le liquide est un exsudat, la réaction est positive et l'on voit descendre des stries

1. *Gazette des hôpitaux*, 17 juin 1912, n° 73, p. 1077.

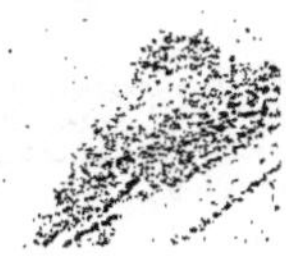

de teinte bleutée, tout à fait comparables à la fumée de cigarette ; ce précipité doit se dissoudre dans un excès d'acide acétique ; si cette dissolution n'est pas effectuée, il s'agit, non de fibrine, mais de mucine et la réaction doit être considérée comme négative. Si le liquide est un transsudat, la réaction est négative ; on voit simplement se former quelques stries incolores analogues à celles que ferait une goutte de solution fortement sucrée et dues simplement à la différence de densité ; ces stries se dissipent rapidement et ne laissent aucun précipité. Pr. Merklen, Regnard et Bonvalet attribuent à cette réaction une valeur qui n'est pas absolue mais très réelle et ont noté que la réaction est négative dans les hydrothorax d'origine cardiaque dont la cytologie est représentée par de grandes cellules endothéliales ; cependant, disent-ils, il semble que ce soit dans certains cas d'hydrothorax cardiaque que l'on observe les réactions dont l'interprétation peut être la plus délicate ; parfois, en effet, on voit des stries incolores se former comme s'il s'agissait d'eau sucrée (comme dans les transsudats), puis à la partie inférieure du verre, il se forme un léger précipité (comme on l'observe dans les exsudats) ; sans doute, d'après ces auteurs, s'agit-il, en pareil cas, de liquides légèrement infectés ou à l'intérieur desquels il s'est fait de petits raptus hémorragiques.

Mosny, Javal et Dumont[1] ont recherché si la teneur du liquide en albumine était susceptible de fournir des indications ; or, le transsudat mécanique est pauvre en albumine (3 à 25 grammes par litre), alors que l'exsudat inflammatoire est hyperalbumi-

1. L'albumino-diagnostic des épanchements des séreuses. *Société médicale des hôpitaux de Paris*, 19 juillet 1912.

neux (50 grammes environ par litre) ; ces conclusions ne sont pas adoptées par Janowski qui a constaté des chiffres plus élevés encore dans certains transsudats.

Hegler et Schumm[1] ont obtenu des résultats intéressants en dosant le sucre dans les épanchements : le sucre est en proportion plus élevée s'il s'agit d'un transsudat que s'il s'agit d'un exsudat ; dans le premier cas il y a presque toujours plus d'un gramme par litre, alors que dans le second, le taux du sucre est inférieur à un gramme ; les mêmes auteurs ont constaté d'ailleurs que la réaction de Rivalta était négative dans les transsudats où ils ont constaté une teneur élevée en sucre alors qu'elle était positive dans les exsudats où le sucre était en proportion peu élevée.

On peut conclure de tous ces faits que si nous n'avons pas encore à l'heure actuelle de moyen décisif pour distinguer un transsudat d'un exsudat, du moins ces diverses méthodes se complétant l'une l'autre et dont on associera les résultats aux renseignements d'ordre clinique fournissent une approximation suffisante.

Ajoutons aussi que ces notions n'ont pas qu'un intérêt théorique ; il ne suffit pas au médecin de constater un épanchement pleural chez un sujet en état d'anasarque pour en conclure qu'il s'agit certainement d'un hydrothorax ; un élément infectieux a pu se surajouter qui entraînera la prolongation de l'épanchement alors même que la digitale aura obtenu une rétrocession importante de l'hydropisie, et cette simple remarque suffit pour inviter le clinicien à pratiquer au moins une réaction aussi simple

1. *Med. klin.*, 1913, n° 44.

et aussi facile que la réaction de Rivalta, et, si c'est possible, un examen cytologique.

II. — L'ÉPANCHEMENT PLEURAL LIÉ A UN INFARCTUS CORTICAL

C'est là une variété d'épanchement dont la fréquence est relativement considérable. Vulpian, Charcot, Duguet ont insisté depuis longtemps sur les complications pleurales de l'infarctus; Bucquoy a montré que ce n'est pas seulement chez les mitraux, mais aussi chez les aortiques qu'on peut observer de telles embolies; Rénon a mis en évidence la grande fréquence des infarctus insoupçonnés comme cause d'épanchement pleural.

En clinique, les événements se déroulent de la façon suivante :

1° On connaît ou non l'existence de l'infarctus pulmonaire. — L'infarctus peut être soupçonné si un point de côté intense avec dyspnée est survenu brusquement; l'infarctus peut être affirmé si l'on observe l'expectoration hémoptoïque caractéristique. Mais que de variations à cet égard ! L'embolie, si elle est petite, ne s'accompagne d'aucun trouble fonctionnel ; il est très possible, d'autre part, que le foyer d'infarctus provoque une réaction pleurale avant d'entrer en désintégration ou même que cette désintégration ne se produise pas ; il peut se faire encore, étant donnée la multiplicité fréquente des infarctus, que les crachats hémoptoïques viennent d'un infarctus autre que celui qui réalise la réaction pleurale.

Il n'est pas rare, en tout cas, qu'aucun signe clinique ne permette de soupçonner l'infarctus et celui-ci ne pourra alors être admis que d'après certains caractères un peu spéciaux du liquide pleural, ou même, parfois, seulement constaté à l'autopsie.

2° *L'épanchement pleural est ordinairement unilatéral et de moyenne abondance.* — Nous n'insisterons pas sur les signes traduisant l'épanchement qui présentent ordinairement une grande banalité et qui s'imposent ordinairement à l'examen, sauf dans les cas où l'infarctus réalise un épanchement du type que nous décrivons un peu plus loin et qui est caractérisé par son siège à la base droite, son enkystement relatif à la prédominance des signes à la partie antérieure du thorax.

Si l'abondance de ces épanchements est, en général, modérée, elle peut devenir telle parfois qu'elle soit véritablement menaçante et nécessite une ponction d'urgence.

3° *L'examen cytologique du liquide montre, le plus souvent, une formule spéciale* : Abondance des hématies et, au moins au début, richesse de l'épanchement en polynucléaires qui constituent au moins un tiers des éléments nucléés (Barjon et Cade) ; cette formule diffère donc sensiblement de celle de l'hydrothorax ; cependant, Cade fait justement remarquer que si la présence de polynucléaires peut faire soupçonner un infarctus alors qu'il n'existe aucun signe clinique traduisant cette affection, une telle constatation ne doit pas entraîner la certitude, car elle peut être liée simplement à une congestion pulmonaire chronique ou à un infarctus diffus (différent de l'infarctus circonscrit de Laënnec). On trouvera parfois des cellules endothéliales, mais elles en sont toujours isolées et non réunies en placards comme dans l'hydrothorax (Lautier).

**

III. — L'ÉPANCHEMENT PLEURAL DROIT ISOLÉ ET SOUVENT MÉCONNU

Il s'agit là d'une variété bien spéciale, décrite surtout par Huchard[1], Rénon[2], Robert[3], Beaufumé[4], et qui a fait l'objet plus récemment d'une leçon clinique de Gouget[5], et d'un article de Lian[6]. Les dénominations qui lui ont été appliquées expriment quelques-uns de ses caractères : Rénon l'appelle la *pleurésie droite latente sus-diaphragmatique des cardiaques* exprimant par là une notion de topographie très spéciale et ce fait non moins important qu'un tel épanchement passe souvent inaperçu si on ne la recherche pas systématiquement. Beaufumé le décrit sous le nom d'*hydrothorax unilatéral*, insistant sur les caractères du liquide qui le rapprochent beaucoup plus du type hydrothorax que du type pleurésie. Lian le nomme simplement l'*épanchement pleural droit des asystoliques*, terme plus général qui nous paraît devoir être conservé.

Au point de vue étiologique, deux faits sont importants à noter : d'une part qu'un tel épanchement peut survenir au cours de *toutes les cardiopathies*, aussi bien chez les mitraux que chez les aortiques ou les cardio-rénaux hypertendus ; d'autre part qu'il peut apparaître *avant la phase de grande asystolie*, alors

1. *Soc. méd. hôp.*, 20 mai 1892. — *Journal des praticiens*, 1897, n° 14.

2. *Arch. générales de médecine*, 1903, p. 1508. — *Bulletin médical*, 20 mai 1905.

3. *Thèse de Paris*, 1898.

4. *Thèse de Paris*, 1907.

5. *Leçons cliniques*, 1912.

6. *L'Hôpital*, 1913.

que le malade présente simplement de la stase hépatique et quelques râles de congestion passive aux bases des poumons. Sa *fréquence* est relativement assez grande (Beaufumé estime qu'elle est un peu moins considérable que celle de l'hydrothorax double passif, mais évalue à 5 ou 6 le nombre que l'on peut en observer, par an, dans un service hospitalier parisien).

Enfin, la localisation est presque toujours *droite :* 9 fois sur 13 (Huchard), 7 fois sur 8 (Merklen), presque toujours (Rénon), 15 fois sur 16 (Beaufumé).

En clinique, les faits se présentent de la façon suivante :

Les troubles fonctionnels sont le plus souvent absents ou de peu d'importance : il n'y a pas de douleur ou si celle-ci existe, on la met sur le compte de la congestion passive du foie; la dyspnée n'apparaît que si l'épanchement devient assez considérable mais on l'attribue à l'insuffisance cardiaque et on ne s'en étonne guère. En somme, comme dit Lian, *il faut compter exclusivement sur les signes physiques pour dépister cet épanchement pleural.*

A) Or, dans une première série de cas, on se trouve en présence de signes tout à fait classiques d'épanchement pleural et l'on constate ces signes surtout à la face postérieure du thorax : il y a matité complète, abolition des vibrations, silence respiratoire. Le souffle pleurétique est ordinairement absent, l'égophonie et la pectoriloquie aphone peuvent manquer, mais il n'est pas rare, toutefois, d'observer un léger retentissement aigre de la voix.

L'ensemble de ces signes est donc suffisant pour porter le diagnostic d'épanchement pleural; Beaufumé insiste avec raison sur le signe de l'incompressibilité thoracique qui consiste en ceci : le sujet étant assis ou mieux debout, en relâchement thoracique et en expiration, la compressibilité thoracique normale est nettement diminuée dès que l'épanchement atteint un litre environ, totalement abolie au-dessus de deux litres : le côté correspondant est alors absolument résistant à la pression ; il est devenu « dur comme du bois ». Ce signe s'applique aux épanchements pleuraux en général et si nous le notons ici, c'est seulement parce que la variété que nous décrivons réalise plus de symptômes « d'ordre silencieux » que de souffle ou de modifications de la voix auscultée.

En somme, quand les choses se présentent ainsi, le diagnostic en est relativement aisé et la ponction peut, au surplus, apporter une confirmation définitive.

B) Mais dans une seconde série de faits, la localisation de l'épanchement est telle qu'il est infiniment moins apparent à l'examen et ce sont ces faits, les plus trompeurs, qu'il faut le mieux connaître. L'épanchement est localisé, ainsi que le montre la figure ci-contre, à la partie antéro-inférieure de la plèvre et laisse libre, ou à peu près, le cul-de-sac costo-diaphragmatique postérieur. On conçoit que, dans ces conditions, l'examen de la partie postérieure du thorax ne révèle aucun signe anormal, ou, tout au plus quelques sous-crépitants à la base ; au contraire, c'est la percussion pratiquée en avant, dans la région sus-hépatique qui va fournir les renseignements les plus importants ; dans la majorité des cas, on se trouve en présence d'un « gros foie », d'un très gros foie même, et trop souvent on se contente de ce diagnostic ; or il n'est pas douteux qu'il existe une stase hépatique chez ce malade : le bord inférieur du foie est à trois, quatre, six travers de doigt au-dessous du rebord costal, mais, fait qui doit immédiatement éveiller l'attention, la limite supérieure de cet organe, appréciée par la percussion, semble anormalement haute : on la trouve au niveau du 4e espace, parfois de la 4e côte ou du 3e espace ; or un niveau aussi élevé doit toujours faire penser qu'il y a là autre chose que l'hypertrophie hépatique : c'est précisément l'épanchement pleural qui surplombe et qui refoule le foie. Il ne faut guère s'attendre à trouver des signes d'auscultation, tels que souffle expiratoire, égophonie, etc. ; ces signes sont presque toujours absents et nous l'avons déjà signalé pour les cas où les signes physiques prédominent à la partie postérieure du thorax. Lian insiste sur la netteté du phénomène de dénivellement antérieur qui doit évidemment faire songer à un épanchement lorsqu'on le constate : sur le sujet couché, la limite supérieure de la matité atteint par exemple le 4e espace ; vient-on à faire asseoir le malade et à le percuter à nouveau : on constate que la matité s'est encore élevée et atteint maintenant le 3e espace. Lian admet, en effet, que le liquide est mobile et peut déborder dans la grande cavité pleurale.

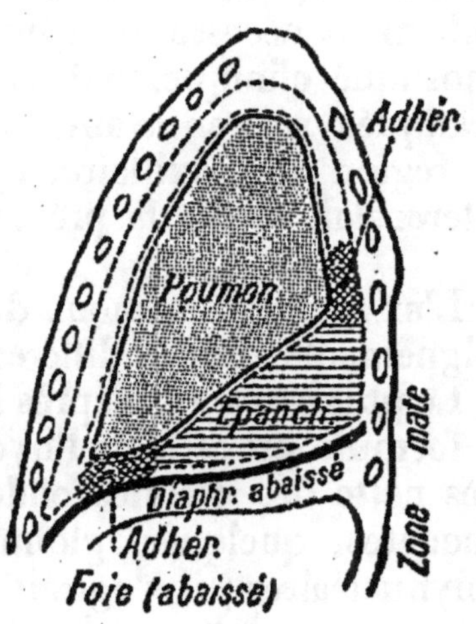

Pleurésie cardiaque sus-hépatique à localisation antéro-inférieure.

Faut-il pratiquer un examen radioscopique ? Oui,

si le malade peut être mobilisé et si l'on dispose d'une installation radiologique suffisamment proche; on constate alors une ombre diffuse et homogène, emplissant toute la base de l'hémithorax droit, se continuant avec l'ombre hépatique et masquant complètement le sinus costo-diaphragmatique. Mais, dans la majorité des cas, l'examen radiologique n'est nullement nécessaire, l'épanchement peut être diagnostiqué cliniquement et la ponction exploratrice pratiquée soit en avant, en pleine matité, soit dans la région sous-axillaire, dans le 9e ou 10e espace intercostal, vérifie la présence du liquide.

L'examen cytologique du liquide donne des renseignements un peu différents, suivant les cas :

Le plus souvent, d'après Beaufumé et d'après Lian, la formule est celle de l'hydrothorax : prédominance très nette des cellules endothéliales, quelques lymphocytes, quelques globules rouges, très peu de polynucléaires ; il s'agirait donc bien là d'un hydrothorax et non d'une pleurésie[1] ;

Dans une seconde série de faits, on constate des hématies en assez grand nombre et, au moins au début, des polynucléaires : il s'agit alors d'épanchements consécutifs à des infarctus corticaux latents ;

Enfin, parfois, la formule est nettement lymphocytaire et l'on peut parler de pleurésie véritable ; on devra toujours, en pareil cas, pratiquer une inocula-

1. La notion de l'hydrothorax unilatéral ne manque pas de surprendre au premier abord ; mais Lian en fournit une pathogénie intéressante : la stase pulmonaire chez les cardiaques est toujours plus accentuée du côté droit à cause de la limitation de l'excursion diaphragmatique qu'entraîne l'augmentation de volume du foie ; là où la stase est le plus accentuée, le processus d'irritation toxique est plus marqué et peut aboutir à cet épanchement aseptique et non inflammatoire qu'est l'hydrothorax.

tion du liquide au cobaye pour rechercher s'il y a eu tuberculisation secondaire de l'épanchement.

IV. — ÉVOLUTION, PRONOSTIC ET TRAITEMENT

Il est des cas dans lesquels l'épanchement pleural n'intervient que d'une façon minime dans la symptomatologie et dans l'évolution des troubles morbides : c'est lorsqu'il s'agit de petits hydrothorax survenant à une période avancée de l'asystolie et dont on peut évaluer la quantité à quelques cuillerées ou à un verre de liquide.

Lorsque l'épanchement est plus abondant, il y a toutes chances : 1° pour qu'il ne se résorbe ni spontanément, ni sous l'influence des toni-cardiaques ; 2° pour que sa ponction soit promptement nécessitée par la suite de la gêne qu'apporte, au fonctionnement du cœur, la présence du liquide.

En effet, la gêne que peut apporter un épanchement pleural au fonctionnement du cœur, surtout du cœur antérieurement malade, ont été bien mis en évidence dans ces dernières années. Besson (de Lille) a consacré à ce sujet un important travail[1], et des considérations fort intéressantes qu'il a exposées nous ne voulons retenir que deux faits : c'est, en premier lieu, que l'épanchement, en comprimant le poumon, comprime surtout les régions qui n'étaient pas encore le siège de stase chronique, les *alvéoles saines* ; dès lors le travail du ventricule droit est augmenté puisque le territoire de l'artère pulmonaire est réduit d'autant et que, par conséquent, la résistance à vaincre est plus grande ; en second lieu, l'épanchement s'accompagne souvent de

1. *Journal des sciences médicales de Lille*, 1898.

parésie du diaphragme et ainsi se trouve supprimée cette *aspiration thoracique* qui se produit normalement au moment des grandes inspirations et qui soulage tant le travail du cœur.

Merklen est revenu sur ce sujet dans une remarquable leçon clinique[1] et insiste sur le fait que la pleurésie peut être une cause d'asystolie, non seulement à la phase d'épanchement, mais aussi à la phase ultérieure de symphyse.

L'inactivité du traitement digitalique, tant qu'existe un épanchement pleural, a été observée par un grand nombre d'auteurs. Lépine[2] l'avait fort bien notée et de très nombreux auteurs ont vérifié ce fait : Huchard en particulier y a longuement insisté et Barié l'a signalé d'une façon précise. Il y a donc là un fait de pratique à retenir et l'on peut dire, avec Gouget, qu'il faut, chez un cardiopathe, se méfier d'un épanchement pleural lorsque la digitale n'agit pas et plus spécialement dans les cas où le foie paraît « trop gros » et dans lesquels il s'agit d'un épanchement enkysté sus-hépatique.

L'épanchement pleural peut-il entraîner la mort ? Il n'est pas douteux que l'on doive répondre par l'affirmative, au moins lorsqu'il s'agit d'un épanchement volumineux et lorsque la résistance fonctionnelle du cœur est notablement diminuée; la mort survient alors du fait des progrès de l'asystolie et se produit après une aggravation progressive (et parfois inexpliquée) ; mais la mort peut être subite et les cas ne sont pas très rares de cardiaques morts subitement et à l'autopsie desquels on trouve un épanchement pleural insoupçonné dont la ponction aurait vrai-

1. *Presse médicale*, 11 février 1899.
2. *Semaine médicale*, 1898.

semblablement permis d'éviter une terminaison aussi rapide.

Toute la question revient donc à DÉPISTER *l'épanchement pleural et à le* PONCTIONNER *sitôt que son abondance constitue un danger pour le cœur;* l'absence de troubles fonctionnels précis impose la nécessité d'un examen quotidien et minutieux; il faut penser à l'épanchement pleural parce que celui-ci peut être réellement redoutable et il faut songer plus spécialement à ces formes bâtardes, presque latentes, sur lesquelles nous avons insisté. Certes, il sera parfois nécessaire de répéter les ponctions, mais il ne faut pas hésiter à le faire, car on rend ainsi au malade plus de services qu'en lui administrant des toni-cardiaques dont l'influence sur l'épanchement est absolument nulle.

*
* *

Une dernière remarque s'impose toutefois à la fin de ce travail; c'est qu'une pleurésie dont l'origine est réellement dans une lésion du cœur peut subir une infection secondaire : soit aiguë, de nature pneumococcique; soit, et plus souvent, chronique, de nature tuberculeuse. Dans le premier cas, il peut arriver que la pleurésie subisse une transformation purulente; dans le second, que l'évolution de l'épanchement se prolonge malgré les ponctions répétées et malgré le relèvement de l'énergie cardiaque. Ce sont là des faits que devra surveiller le clinicien pour répondre aux nouvelles indications thérapeutiques que crée cette infection secondaire.

ÉVREUX, IMPRIMERIE CH. HÉRISSEY

22. **Traitement médico-chirurgical de la tuberculose du rein,** par MM. J. Castaigne, professeur agrégé, et A. Lavenant, assistant du service des maladies des voies urinaires à l'hôpital Lariboisière.
23. **Thérapeutique de la goutte,** par le Dr Rathery, professeur agrégé à la Faculté de médecine de Paris, médecin des hôpitaux.
24. **Traitement abortif de l'urétrite blennorragique par les injections,** par le Dr Carle, ancien chef de clinique dermatologique à l'Université de Lyon.
25. **L'hémophilie et son traitement,** par le Dr Marcel Labbé, professeur agrégé à la Faculté de médecine de Paris, médecin de l'hôpital de la Charité.
26. **La névralgie faciale " essentielle " et son traitement par les injections locales neurolytiques,** par le Dr J.-A. Sicard, professeur agrégé à la Faculté de médecine de Paris.
27. **La rétention azotée et le régime hypo-azoté au cours des néphrites,** par le Dr J. Castaigne, professeur agrégé à la Faculté de médecine de Paris, médecin des hôpitaux.
28. **Le cancer du pylore et son traitement médico-chirurgical,** par le Dr René Leriche, professeur agrégé à la Faculté de médecine de Lyon.
29. **Vaccinothérapie (technique, indications, résultats),** par le Dr A. Mauté, chef de laboratoire à l'hôpital Beaujon.
30. . . . . *Épuisé.*
31. **Traitement moderne des épithéliomes et autres tumeurs malignes de la peau,** par le Dr H. Bordier, professeur agrégé à la Faculté de médecine de Lyon.
32. **Traitement de l'érysipèle de la face,** par MM. J. Castaigne, professeur agrégé à la Faculté de médecine de Paris, médecin des hôpitaux, et P. Fernet, assistant de dermatologie à l'hôpital Saint-Louis.
33. **Traitement de la paralysie générale,** par le Dr E. Gelma, médecin de l'Asile de Maréville, à Nancy.
34. **Traitement du tétanos,** par le Dr Bosc, ancien interne des hôpitaux de Paris, médecin-adjoint de l'hôpital de Tours.
35. **Diagnostic et traitement de l'adénopathie trachéo-bronchique chez l'enfant,** par le Dr P.-F. Armand-Delille, ancien chef de clinique infantile à la Faculté de médecine de Paris.
36. . . . . *Épuisé.*
37. . . . . *Épuisé.*
38. **Le traitement des conjonctivites,** par le docteur F. Terrien, professeur agrégé à la Faculté de médecine, ophtalmologiste de l'hôpital des Enfants-malades.
39. **Les bains carbo-gazeux dans la pratique journalière (indications, technique, résultats),** par le Dr A. Mougeot (Royat-les-Bains), ancien interne des hôpitaux de Paris.
40. **Les hématuries (indications thérapeutiques et médications qui les remplissent),** par le Dr J. Vires, professeur de thérapeutique à la Faculté de Montpellier.
41. **Traitement du cancer par les sels de quinine,** par le Dr J. Castaigne, professeur agrégé à la Faculté de médecine de Paris, médecin des hôpitaux.
42. **Les abcès de fixation,** par le Dr Jacques Carles, professeur agrégé à la Faculté de Bordeaux, médecin des hôpitaux.
43. **Le rhumatisme blennorragique,** par le Dr Félix Ramond, médecin des hôpitaux.

44. **Le sérum du cheval normal (son utilisation en thérapeutique).** MM. Ch. Mongour, agrégé, médecin des hôpitaux, et Jean Fouquet, inte des hôpitaux de Bordeaux.

45. . . . . *Épui*

46. **L'hygiène pratique des contagieux**, par le Dr Maurice Perrin, profess agrégé à la Faculté de médecine de Nancy.

47. **La cure de recalcification (sa technique, ses indications, ses résultat** par le Dr Emile Sergent, médecin de l'hôpital de la Charité (2e édition).

48. **Intervention médicale dans les empoisonnements**, par le Dr L. May docteur ès sciences, ancien interne des hôpitaux.

49. **L'instabilité thyroïdienne infantile**, *étude clinique et thérapeutique*, par Dr Léopold Lévi, ancien interne lauréat des hôpitaux.

50. **La toux émétisante des tuberculeux**, par le Dr Henri Paillard, anci interne lauréat des hôpitaux de Paris.

51. **Étude clinique des phlébites utéro-pelviennes au cours de la puerpéra lité**, par le Dr Cyrille Jeannin, professeur agrégé à la Faculté de médecin de Paris, accoucheur des hôpitaux.

52. **L'ulcère simple de l'estomac sans complications**, par le professeur agrég J. Castaigne, médecin des hôpitaux.

53. **Les injections sous-cutanées et les lavements d'oxygène**, par le Dr Félix Ramond, médecin des hôpitaux de Paris.

54. . . . . *Épuisé.*

55. **L'injection intra-trachéale vraie à haute dose et la trachéo-fistulisation**, par le Dr Georges Rosenthal, docteur ès sciences, ancien chef de clinique à la Faculté, lauréat de l'Institut et de l'Académie de médecine.

56. **Le rhumatisme tuberculeux**, par le Dr René Leriche, professeur agrégé à la Faculté de médecine de Lyon.

57. . . . . *Épuisé.*

58. . . . . *Épuisé.*

59. **La pratique de la médication ocytocique**, par le Dr G. Keim, ancien interne des hôpitaux de Paris.

60. **Les néphrites chroniques hématuriques**, par le professeur agrégé J. Castaigne, médecin des hôpitaux.

61. **Sérothérapie des néphrites (indications et utilisation du sérum rénal de chèvre en thérapeutique)**, par MM. le docteur J. Teissier, professeur de clinique et le docteur Lucien Thévenot, professeur agrégé à la Faculté de médecine de Lyon.

62. **La sérothérapie antitétanique**, par le prof. agrégé J. Castaigne, de Paris.

63. **Le traitement de la coqueluche**, par le professeur agrégé Maurice Perrin et le Dr Alfred Hanns, de Nancy.

64. **L'hypertension artérielle au cours des néphrites chroniques urémigènes**, *ses modalités cliniques, son traitement*, par le professeur agrégé J. Castaigne, de Paris.

65. . . . . *Épuisé.*

66. **L'hérédo-syphilis et son traitement**, par le docteur Carle, de Lyon.

67. **Diagnostic et traitement des épanchements pleuraux chez les cardiaques**, par le docteur H. Paillard, de Paris.

ÉVREUX, IMPRIMERIE CH. HÉRISSEY

www.ingramcontent.com/pod-product-compliance
Lightning Source LLC
LaVergne TN
LVHW052024160826
845678LV00003B/1186